DES LOCALISATIONS CÉRÉBRALES

A PROPOS D'UN CAS D'APHASIE PARTIELLE

DU GOITRE ENDÉMIQUE

AU POINT DE VUE ÉTIOLOGIQUE

PAR M. CAVAROZ

MÉDECIN-MAJOR DE 1ʳᵉ CLASSE

VICE-PRÉSIDENT DE LA SOCIÉTÉ DE MÉDECINE DE BESANÇON

BESANÇON,

IMPRIMERIE ET LITHOGRAPHIE DE J. JACQUIN,

Grande-Rue, 14, à la Vieille-Intendance.

1878.

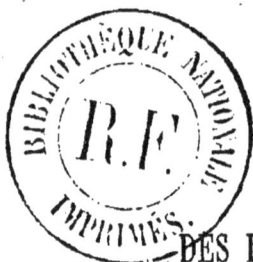

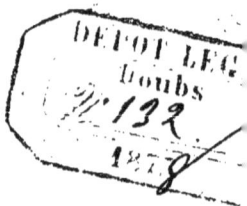

DES LOCALISATIONS CÉRÉBRALES

A PROPOS D'UN CAS D'APHASIE PARTIELLE,

Par M. CAVAROZ,

Médecin major de 1re classe, Vice-Président de la Société de médecine de Besançon.

L'objet de cette communication est un trouble partiel du langage ; mais, avant de l'exposer, il ne serait pas hors de propos de jeter un coup d'œil sur la question des localisations cérébrales, question si pleine d'intérêt et d'actualité. Les recherches sur ce sujet touchent, en effet, à la physiologie, à la pathologie et à la psychologie elle-même.

Deux méthodes ont été suivies dans les études physiologiques sur le cerveau : la méthode expérimentale d'une part, de l'autre la méthode d'observation clinique. Ces deux méthodes ont toutes deux une grande valeur, mais il ne faut pas oublier que le cobaye, le lapin, voire même le chien, qui sont journellement em-

1

ployés comme des espèces de réactifs vivants, sont déjà éloignés de l'homme ; que l'ablation ou la destruction des centres moteurs chez les animaux ne donne lieu qu'à des paralysies légères et de courte durée. Jetons un rapide coup d'œil sur les faits les plus saillants.

Voyons d'abord quels sont les résultats fournis par l'expérimentation.

Fritsch et Herzig ont constaté que les parties antérieures et postérieures des hémisphères cérébraux sont insensibles à la faradisation ; que la région moyenne, seule, est impressionnable.

M. Ferrier, par l'électrisation, a provoqué à volonté des mouvements dans telle ou telle région du corps, et met exclusivement en mouvement certains muscles ou groupes de muscles appartenant soit à un membre, soit à la face. C'est dans la partie moyenne des hémisphères, ou région pariétale, qu'il place les centres excito-moteurs, et cette zone lui paraît plus étendue que ne le pensaient ses prédécesseurs.

Cette division du travail physiologique ne se retrouve plus chez les animaux d'un rang moins élevé, le chien, le chat, par exemple. Suivant l'opinion de M. Ferrier, plus on s'élève dans la série animale et plus l'étendue de la zone insensible est grande. Il est porté à croire qu'elle est le siége de fonctions d'un ordre plus élevé.

A la suite d'expériences plus récentes faites à ce sujet, MM. Carville et Duret reconnaissent bien l'existence des principaux centres moteurs, mais ils ne sont pas d'accord avec les autres expérimentateurs sur l'indépendance et les limites des centres excito-moteurs. Ils démontrent en outre que la matière grise cérébrale étant détruite et enlevée, les mêmes phénomènes d'excitation ne s'en produisent pas moins, et qu'ils ne se produisent pas du tout après une section des fibres de la matière blanche qui relient la couche corticale au mésencéphale.

Des recherches de MM. Fritsch et Herzig, de M. Ferrier, de MM. Carville et Duret, il résulte qu'il existe dans le cerveau un grand nombre de foyers d'innervation, tenant sous leur dépendance autant de parties distinctes du système musculaire.

La spécialisation de l'action de l'encéphale est d'autant plus apparente que l'animal est plus élevé, mais la division du travail physiologique ne se montre complète chez aucun des vertébrés mis en expérience. C'est ainsi que chez le chien, les mouvements se sont rétablis après quelques jours dans un membre dont le centre moteur avait été détruit des deux côtés, afin qu'on ne puisse avoir recours à la suppléance pour expliquer le fait.

Enfin, ce qui semble définitivement acquis à la science, c'est qu'il existe une zone excito-motrice à la périphérie du cerveau, dans la couche grise, en avant et en arrière du sillon de Rollando. Cette zone comprendrait les centres excito-moteurs tenant sous leur dépendance les mouvements du membre supérieur, du membre inférieur, de la face, de la tête et du cou.

Reste une question importante à résoudre, la question de savoir si les choses se passent dans le cerveau humain comme dans le cerveau des animaux ; or il n'est pas possible de soumettre l'homme aux mêmes expériences : il ne restait donc qu'une voie ouverte aux recherches sur le cerveau humain, celle de l'observation clinique éclairée par les données de l'anatomie pathologique. La lésion pathologique n'est-elle pas dans l'espèce l'équivalent de la lésion expérimentale ? Aussi la nécessité de compléter nos connaissances anatomiques s'est-elle fait sentir d'une manière impérieuse.

On a commencé par une description topographique de la surface du cerveau plus exacte et plus détaillée, dans le but de donner aux autopsies plus d'ensemble et d'exactitude. Il serait trop long de rappeler ici les divisions et subdivisions qui ont été établies à la périphérie des hémisphères par l'étude comparative du cerveau des singes supérieurs.

Passons de suite aux résultats fournis par l'étude histologique du cerveau. D'après M. Betz, les hémisphères cérébraux se divisent en deux régions, l'une antérieure, l'autre postérieure, à peu près limitées entre elles par le sillon de Rollando ; la première caractérisée par la prédominance des cellules pyramidales de grandes dimensions, la seconde caractérisée par la prédominance des cellules globuleuses. Cette dernière présiderait aux fonctions de sensibilité, et serait le siége du *sensorium commune,* comme le faisaient penser depuis longtemps déjà les données anatomiques.

Par une coïncidence qui n'échappera à personne, ce sont précisément les circonvolutions frontale et pariétale

ascendantes dans leur partie supérieure et le lobule pa-
racentral, qui représentent plns particulièrement le département des cellules pyramidales géantes. Ces cellules
présentent d'ailleurs une très grande analogie avec les
cellules motrices des cornes antérieures de la substance
grise de la moelle épinière, et ne sont elles-mêmes que
des cellules motrices par excellence. Il en est ainsi chez
les singes supérieurs et inférieurs et chez le chien.

Ces cellules géantes, en assez petit nombre chez les
très jeunes enfants, ne se multiplieraient, suivant toute
apparence, que sous l'influence fonctionnelle (Betz).

De même chez les jeunes chiens, l'excitation des centres psycho-moteurs ne produirait aucun mouvement
musculaire dans les membres correspondants. C'est vers
le neuvième ou onzième jour que ces points deviennent
incitables.

Ces faits semblent indiquer que les centres psycho-
moteurs ne sont pas préétablis, aussi bien au point de
vue anatomique qu'au point de vue psychologique; ils se
développent avec l'âge sous l'influence du travail fonc-
tionnel.

Remarquons en outre que dans la région où se trouvent les cellules géantes, il y a toujours à côté d'elles
des cellules pyramidales de la grande et de la petite espèce. En raison de leur analogie de structure, ne pourrait-on pas se demander si ces cellules ne seraient pas
susceptibles de se transformer par développement acquis
sous l'influence d'une excitation fonctionnelle, et de
former ainsi des centres moteurs supplémentaires des-

tinés à remplacer les centres normaux détruits par une lésion quelconque ?

Ne serait-ce pas ainsi que les choses se passeraient, notamment dans le cas d'aphasie guérie malgré la persistance de la lésion de la troisième circonvolution frontale gauche ?

Une étude détaillée de la vascularisation de l'encéphale peut, elle aussi, jeter une vive lumière sur la question des localisations cérébrales. Tout le monde connaît, en effet, la fréquence des ruptures vasculaires qui occasionnent les hémorragies en foyer intra-encéphalique, la fréquence des ramollissements partiels du cerveau par suite d'oblitération vasculaire provenant de thrombose ou d'ambolie. N'est-ce pas dans le mode de distribution du vaisseau qu'on trouvera la raison des localisations anatomiques ? Le vaisseau primitivement lésé étant donné, on en déduira la configuration et les limites du territoire intéressé.

L'oblitération d'une artère de deuxième ou de troisième ordre pourra bien déterminer la mortification d'une région très limitée de l'écorce. Si cette mortification porte sur un centre psycho-moteur doué de propriétés spéciales, la lésion se révélera pendant la vie par des phénomènes morbides spéciaux.

Prenons pour exemple la sylvienne, la plus intéressante à connaître des artères du cerveau, parce qu'elle tient sous sa dépendance cette importante région où se trouve établi de par l'expérimentation le siège des centres psycho-moteurs. Elle fournit la frontale externe et infé-

rieure, qui se rend à la troisième circonvolution frontale.
Elle devra produire par son oblitération un ramollisse-
ment limité à cette circonvolution et spécialement à sa
partie postérieure : c'est ce qui a été effectivement observé dans un cas d'aphasie par M. Charcot. L'aphasie
était le seul symptôme, de même il n'y avait pas d'autre
lésion à l'autopsie que la lésion de la troisième circonvolution frontale gauche.

Dans un autre cas on trouva à l'autopsie une plaque
jaune à la place de la circonvolution pariétale ascendante,
et la frontale était en partie atrophiée. C'est qu'il y
avait, en effet, hémiplégie complète et permanente du
côté opposé, et la lésion anatomique primitive n'était
autre qu'une oblitération de la branche de la sylvienne
se rendant à la pariétale ascendante.

Ces faits deviennent encore plus significatifs si on les
rapproche d'observations relatives à des lésions éten-
dues, ayant leur siége dans d'autres régions de l'écorce
grise, et qui n'ont donné lieu à aucun signe de paralysie.

Si de la périphérie on pénètre au centre du cerveau,
l'étude de la vascularisation n'est pas moins féconde en
résultats intéressants. Les données relatives au diagnos-
tic régional ne sont pas nombreuses en ce qui concerne
les noyaux gris : leurs lésions, prises isolément, ne se
révèlent pas par des signes spéciaux; elles donnent lieu
aux symptômes de l'hémiplégie cérébrale vulgaire. C'est
l'hémiplégie centrale, par opposition à l'hémiplégie
corticale.

Si nous passons des noyaux gris, ou masses centrales, dans la capsule interne, nous abordons la région la plus intéressante en raison de sa constitution anatomique. Rappelons-nous, en effet, que la capsule interne est formée de faisceaux de fibres qui, des pédoncules cérébraux, se rendent à tous les territoires des hémisphères, les uns en passant par les noyaux gris, les autres directement. Tous se trouvent étroitement unis dans sa partie postérieure, et serrés les uns contre les autres comme dans une espèce de détroit.

La capsule interne peut être divisée en deux parties : la partie antérieure et la partie postérieure. Suivant que la lésion aura son siége dans la partie antérieure seulement, la paralysie portera uniquement sur les mouvements. Si elle porte au contraire sur sa partie postérieure, l'hémianesthésie cérébrale s'ensuivra fatalement. Il sera facile en outre de comprendre les variétés et les combinaisons que ces deux symptômes essentiels peuvent présenter, suivant le siége de la lésion entre les deux régions antérieure et postérieure.

Rappelons-nous que les noyaux gris ou masses centrales, c'est-à-dire les couches optiques, le noyau caudé, le noyau lenticulaire, apparaissent comme des cotylédons suspendus à la capsule interne. Cette disposition anatomique nous donnera l'explication des phénomènes de voisinage qui se montrent identiques aux phénomènes pathologiques eux-mêmes. Dans le premier cas, les effets de compression de la capsule interne par un foyer hémorragique voisin disparaissant, les phénomènes paralytiques pourront n'être que passagers et disparaître aussi.

Ce fait a une grande importance, il ne faut pas le perdre de vue dans l'explication des phénomènes morbides, et se garder de les rapporter à une destruction des noyaux gris, quand ils ne sont que le résultat d'une action de compression exercée sur la capsule interne. On peut se rendre compte ainsi du rôle prédominant que la capsule interne doit jouer dans l'histoire pathologique des masses centrales.

MM. Veyssière et Duret ont démontré d'ailleurs, par leurs expériences, que quand la lésion porte sur la région postérieure de la capsule, l'hémianesthésie s'ensuit inévitablement. Porte-t-elle au contraire sur les deux tiers antérieurs de ce tractus de matière blanche, c'est la paralysie motrice qui se montre seule.

Ceci nous prouve qu'il existe dans la partie postérieure de la capsule interne des fibres nerveuses centripètes ayant pour fonctions de conduire vers le centre les impressions sensibles venues du côté opposé du corps, qu'il en existe d'autres dans la partie antérieure, les fibres psychomotrices, reliant directement les centres moteurs à la substance grise de la moelle. La lésion anatomique ayant son siége au point où ces fibres sont le plus resserrées, on comprendra facilement qu'un grand nombre de fibres étant intéressées, il s'ensuivra une anesthésie ou une paralysie plus prononcée.

Il serait logique de conclure que les lésions des lobes occipitaux et de leur écorce grise devraient déterminer, elles aussi, l'hémianesthésie croisée. Il n'en est point ainsi ; cette réciproque n'a point été constatée.

Toutefois il est certain que la capsule interne ne saurait être considérée comme le centre des impressions sensibles, pas plus que la protubérance ou les pédoncules. Elle n'est, elle aussi, qu'un lieu de passage.

Il sera facile, en se basant sur les considérations qui précèdent, d'apprécier la part qui revient dans l'étude des localisations cérébrales aux deux méthodes qui ont été suivies : la méthode expérimentale et l'observation clinique.

Mais les recherches sur cette question délicate ne sont pas sans difficultés, et plus on s'avance, et plus nombreuses deviennent les causes d'erreur. Ces causes sont les suivantes.

1° Variabilité du siége de la lésion.

Dans une communication à l'Académie de médecine, le 25 octobre 1877, portant sur douze cas de monoplégies brachiales, toutes suivies d'autopsie, M. le Dr Bourdon fait voir que des lésions anatomiques de natures très diverses étaient disséminées sur toute la hauteur des circonvolutions frontale et pariétale ascendantes, et sur les parties contiguës. Or, d'après les expériences de MM. Carville et Duret, elles ont leur siége sur le tiers supérieur de la frontale ascendante et les deux tiers supérieurs de la pariétale ascendante ; d'après MM. Charcot et Pitres, elles sont situées exclusivement sur le tiers moyen de la frontale ascendante. M. Bourdon a également reconnu que dans un bon nombre de cas d'hémiplégies corticales les lésions

avaient le même siége que dans les monoplégies brachiales. Cependant, dans la majorité des cas, la lésion
anatomique occupait effectivement le tiers supérieur de
la frontale et les deux tiers de la pariétale ascendante ;
ce qui, d'ailleurs, se rapporte à l'opinion de MM. Charcot et Pitres, qui placent en ces points mêmes le centre
des mouvements combinés du bras et de la jambe.

M. Bourdon a également observé que dans les cas de
paralysie du bras et de la jambe, la lésion n'était ni plus
ni moins importante, soit en surface, soit en profondeur,
que dans les cas de monoplégie simple du bras.

2° Atrophie des centres moteurs.

M. Bourdon a cherché à vérifier l'exactitude des faits
d'atrophie consécutive à une amputation ancienne : il
n'a pas recueilli des observations concluantes. M. Luys
croit aux dégénérations médullaires correspondant à
une lésion des nerfs d'un membre, et prétend qu'elles se
continuent jusqu'au centre moteur périphérique ; mais
il croit aussi qu'elles ne se produisent qu'au bout de dix
ans. M. Pitres démontre par ses expériences qu'il n'en
est rien, et, par exemple, qu'après l'ablation d'un
membre faite longtemps avant, on ne rencontre point
de fibres dégénérées dans la couronne rayonnante.
(M. Feré à la Société de biologie.)

3° Asymétrie du cerveau.

Les irrégularités du cerveau sont fréquentes et nombreuses, et l'on peut établir en principe qu'il n'y a pas

deux cerveaux qui se ressemblent en tous points. Il devient donc difficile de bien apprécier l'atrophie d'une circonvolution, d'en tracer les limites exactes et rigoureuses, par la comparaison entre parties homologues. Il faut encore signaler les déformations du crâne, les variations de position du sillon de Rollando, qui est dans ces sortes d'appréciations un point de repère important.

4o Effets de voisinage.

Les circonvolutions cérébrales sont-elles assez distinctes, assez bien délimitées, de manière à être complètement indépendantes l'une de l'autre? Elles paraissent, au contraire, unies par des liens assez étroits pour ne pas être étrangères l'une à l'autre et pour être impressionnées par les lésions de la voisine. Il suffirait de rappeler à ce propos les effets de voisinage produits sur la capsule interne par un foyer hémorragique siégeant dans les noyaux gris et provoquant l'anesthésie ou la paralysie.

5o Suppléance fonctionnelle.

Que devient l'indépendance des centres moteurs en face de ces phénomènes si singuliers de suppléance fonctionnelle recueillis par l'observation, et reposant d'ailleurs sur de véritables données anatomiques? On est ainsi amené à penser que les centres moteurs ne sont pas isolés d'une manière si absolue par un simple pli, et que deux circonvolutions voisines peuvent bien se suppléer. N'est-ce pas ainsi que se passeraient les choses dans ces cas d'aphasie se terminant par la guérison malgré la persistance de la lésion anatomique?

6° Opposition entre les données expérimentales.

Les expérimentateurs ne sont pas encore d'accord, et il suffira de rappeler à ce sujet les expériences contradictoires de MM. Carville et Duret en France, et de M. Nothnagel en Allemagne. Ce dernier établit donc que la capsule interne dans sa partie antérieure ne contient pas ou fort peu de fibres motrices indépendantes des ganglions centraux, et se rendant directement de l'écorce grise du cerveau à la substance grise de la moelle. Il pense que la destruction isolée de la capsule interne ou du noyau lenticulaire ne provoque pas la paralysie des mouvements volontaires, que les lésions simultanées de la capsule interne et du noyau lenticulaire sont seules suivies de l'abolition des mouvements volontaires dans les membres antérieurs.

Il faudrait donc en conclure que le noyau lenticulaire et la capsule interne peuvent également transmettre les incitations motrices volontaires, ce que pense Virchow, mais ce qui est opposé à tout ce que l'on sait sur le rôle de la capsule interne.

Si donc l'existence d'une région motrice assez étendue sur la périphérie des hémisphères cérébraux paraît démontrée, il n'en est plus de même de ces localisations partielles et peut-être trop spécialisées, dont l'existence nous paraît encore assez problématique.

Revenons à l'objet de cette communication. C'est un trouble partiel du langage observé chez un employé du cadastre, entré à l'asile des aliénés du département de l'Isère en 1841, à l'âge de vingt-neuf ans.

Cet homme est atteint de folie ambitieuse, d'idées de grandeur et d'érotisme. La perte de son emploi et, par suite, la crainte de manquer du nécessaire, paraissent avoir été la cause déterminante de sa folie.

Nous n'avons pas à nous occuper du dérangement des facultés intellectuelles. L'objet unique de notre observation est le désordre qui s'est produit dans l'é- criture et la rédaction. S'il écrit une lettre dans le sens de ses idées délirantes, un grand nombre de mots sont dénaturés dans leur texture, tous sont jetés au hasard, se suivent sans ordre et ne forment aucune phrase (1). Il n'en est plus ainsi dans un entretien ; la parole, même dans l'ordre de ses idées délirantes, n'en reste pas moins normale, et le langage parfaitement ordonné et très grammatical.

Or le mot écrit est le signe de la pensée au même titre que le mot articulé ou la parole ; il représente une partie importante du langage. Il s'agit donc ici d'une sorte d'aphasie partielle, dont le signe correspondant est un désordre partiel, le désordre du signe écrit.

En dehors de son délire partiel, rien ne peut donner une idée plus exacte de son état mental ou psycholo- gique que les détails qui suivent : employé au bureau

---

(1) Voir la lettre reproduite à la suite de l'observation, page 24.

de la direction, copiant avec la plus rigoureuse exactitude la correspondance du directeur, et vérifiant avec la même exactitude toute la comptabilité.

Il répond avec à-propos et correctement aux questions qui lui sont adressées, mais, s'il est entraîné à quelques développements sur le sujet de la conversation, il tombe bientôt dans le courant de ses idées délirantes, dont on le fait sortir d'ailleurs avec la même facilité qu'il y est entré.

Quel est donc ce trouble du langage? Ne pourrait-on pas le caractériser ainsi qu'il suit : une lésion des liens d'association entre le signe écrit et la pensée, oubli partiel de ce signe auquel est substitué un signe de fantaisie, composé toutefois avec les lettres, dont la mémoire est entièrement conservée.

L'écriture est le signe le plus éloigné de la pensée, elle succède à la phonation dans l'ordre normal de l'évolution intellectuelle de l'individu aussi bien que du progrès de la civilisation. L'écriture seule dans ce cas est troublée, encore la mémoire des lettres est-elle entièrement conservée. La phonation est restée normale, son centre articulateur est donc resté intact. Il existe donc un centre moteur spécial tenant sous sa dépendance la reproduction de la pensée par le signe écrit.

Ce désordre n'est pas seulement partiel et limité, il est encore intermittent et passager. Il ne se produit que dans l'ordre des idées délirantes ; il se trouve donc sous l'empire du délire, qui est lui-même partiel et intermittent ; le désordre aphasique et le délire partiel se produisent parallèlement et ne se montrent pas l'un sans l'autre. De cette dépendance, de ces rapports étroits, de ce synchronisme entre les troubles de la pensée et des signes qui la représentent, ne pourrait-on pas conclure à une même cause, à un même point d'origine, à une même lésion anatomique? Dans quelle région de l'encéphale cherchera-t-on cette lésion? Question difficile à résoudre.

Ce fait singulier tendrait à prouver que les conditions anatomiques du langage ne se trouvent pas réunies dans un même organe, dans un centre unique, jouissant d'une complète autonomie.

La fonction langage n'est-elle pas une manifestation, un acte de la fonction cérébrale unique? Or, pour l'accomplissement de cette fonction, trois choses sont nécessaires : 1° le fait sensible ; 2° le fait de mémoire et d'association des idées acquises ; 3° le phénomène excito-moteur. Il peut donc y avoir trois espèces d'aphasies : 1° aphasie par trouble de la sensibilité; 2° aphasie par trouble de la mémoire et de l'association des idées acquises ; 3° aphasie par lésion de l'organe excito-moteur. C'est dans la seconde catégorie que viendrait peut-être se ranger le trouble du langage qui nous occupe.

On sait aujourd'hui que la troisième circonvolution frontale gauche, appelée aussi lobe de Broca, est le centre excito-moteur de l'appareil de la faculté langage, et que toute lésion suffisamment étendue de ce lobe est fatalement suivie d'aphasie. Partant de là, ces trois

ordres de faits doivent se trouver réunis dans ce lobe.
Mais, d'après les données de l'expérience, leurs conditions anatomiques existeraient plutôt dans la couche
optique pour le phénomène sensible, dans la couche
corticale pour le phénomène d'association, et dans la
région qui unit la couche corticale aux corps striés
pour le phénomène excito-moteur.

Il serait téméraire d'assigner des limites à la puis-
sance de l'esprit humain, dont les nombreuses conquêtes
sur la nature sont d'éclatants témoignages. Les mer-
veilleuses découvertes de l'époque actuelle nous en font
espérer bien d'autres dans l'avenir.

Quelle distance parcourue d'Erasistrate, croyant que
les artères renfermaient de l'air, à Galien, qui profes-
sait que les artères et les veines, renfermant également
du sang, devaient être mises en communication par une
ouverture de la paroi interventriculaire ; à Vésale qui
démontrait la fausseté de cette hypothèse ; jusqu'à Ser-
vet et Harvey, qui, cherchant ailleurs le passage,
arrivèrent à l'immortelle découverte de la circulation.

Citons encore les intéressantes découvertes de
M. E. Cyon sur les rapports du cœur avec le cerveau.
Il a établi l'existence dans le cœur de ganglions moteurs
et de ganglions régulateurs, tous indépendants de la volonté. Il a également reconnu l'existence de fibres nerveuses reliant le cœur au cerveau et au moyen desquelles
ces deux organes exercent l'un sur l'autre une puissante
action. Elles sont également de deux espèces, les unes
ralentissant, les autres accélérant les battements du

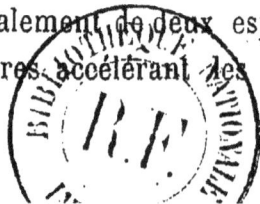

2

cœur, et reproduisant exactement le rôle des ganglions correspondants du cœur, dans lesquels ils se terminent.

C'est par ces dispositions anatomiques que peuvent s'expliquer les relations intimes entre le rhythme et la force des battements du cœur et nos sentiments. A une nouvelle triste, battements tumultueux et rapides par suite d'une paralysie du pneumo-gastrique, qui est un nerf ralentissant. A une nouvelle joyeuse, accélération des battements causée au contraire par l'excitation des nerfs cardiaques moteurs. Dans l'un comme dans l'autre cas, l'excitation peut être portée à un degré tel qu'elle provoque souvent l'arrêt complet des battements et l'évanouissement.

Ainsi cette expression, le cœur palpite de joie, exprime l'excitation des nerfs accélérateurs; le cœur rongé, le cœur torturé, le cœur oppressé, le cœur gros, expriment l'action ralentissante des fibres modératrices.

D'ailleurs on observe une analogie frappante entre les excitants physico-chimiques et les excitations psychiques. L'oxygène et la chaleur excitent les nerfs accélérateurs comme les émotions agréables et joyeuses, l'acide carbonique et le froid excitent les fibres ralentissantes et agissent comme les émotions déprimantes.

On peut juger d'après le mode de fonctionnement du cœur de l'état normal de l'homme. Le cœur chaud est le propre de l'homme de bien, le cœur froid caractérise l'égoïste, l'homme dur. Or le cœur chaud bat vite, le cœur froid bat lentement. On voit encore apparaître ici les liens qui existent entre les qualités morales et l'organe central de la circulation, le cœur.

Au résumé, l'état du cœur exerce sur notre âme, sur nos opérations psychiques, une influence considérable et presque égale à celle de l'esprit, en augmentant ou diminuant la quantité de sang qui se porte sur le cerveau, en faisant parvenir à notre conscience une foule de sensations agréables ou désagréables.

Si l'on a découvert le secret des relations qui unissent le cœur à l'âme, ne peut-on pas espérer aussi bien saisir les liens qui relient le cerveau, considéré comme centre moteur, comme centre sensible et comme centre psychique, à ses diverses fonctions, et résoudre l'importante question des localisations cérébrales ?

Le grand problème est posé au monde savant, des hommes éminents en ont déjà fait l'objet de leurs études et ont produit des travaux importants. Citons les plus récents : localisations cérébrales, par Charcot ; hémichorrée, hémianesthésie et tremblements, par Raymond ; lésions du centre ovale et localisations, par Pitres ; fonctions du cerveau, par Ferrier ; maladies du système nerveux, par Gresset ; le cerveau et ses fonctions, par Luys ; histologie du système nerveux, par Ranvier ; les nerfs et les muscles, par Rosenthal.

Sous les auspices de pareils maîtres et avec l'aide de la méthode scientifique par excellence, la méthode d'observation, si féconde en résultats, la physiologie sera bientôt une science positive, dont le complet développement n'est plus qu'une affaire de temps.

Une fois la physiologie normale du cerveau faite, la physiologie pathologique s'en déduira facilement, car il n'y a pas deux physiologies, il n'y en a qu'une. En dehors des conditions déterminantes des phénomènes vitaux, dont l'action se définit par ce mot si connu, le déterminisme de Claude Bernard, la vie n'est plus possible. L'organisme sain et l'organisme malade sont régis par les mêmes lois, les lois physico-chimiques, gouvernant la matière organisée sous la direction et le contrôle d'une force supérieure et mystérieuse, la force vitale, si on veut l'appeler ainsi. On croyait autrefois à des produits hétérologues ; il n'y en a pas plus que de phénomènes hétérologues. Les processus morbides, qui passaient pour des entités morbides, ne sont que des modifications diverses des processus normaux.

La physiologie de la cellule et de ses dérivés, la physiologie des éléments anatomiques, est destinée à devenir la base la plus solide, sur laquelle pourra s'édifier la médecine vraiment scientifique.

Tel est le but vers lequel ont tendu tous les efforts du premier physiologiste de notre époque, M. Claude Bernard. Il a cherché, par ses études physiologiques, à consolider le terrain si mouvant sur lequel repose encore la médecine de nos jours. Qu'il nous suffise de rappeler, en passant, sa fameuse découverte de la fonction glycogénique du foie, ses études biologiques au moyen du curare, ses leçons sur la physiologie générale, etc., etc.

Poussant jusqu'aux dernières limites ses investigations, le physiologiste a découvert par les procédés de l'analyse physico-chimique le rôle du globule sanguin. Le globule sanguin renferme l'hémoglobine, laquelle se combine avec l'oxygène pour former l'oxyhémoglobine, et l'oxyhémoglobine va porter jusque dans les profondeurs de nos organes, aux éléments anatomiques, l'oxygène nécessaire à leur respiration. Mais, si elle se trouve en contact avec le bioxyde de carbone, cette hémoglobine, qui a plus d'affinité pour lui que pour l'oxygène, s'en sature bien vite en formant une combinaison plus stable; puis, ne portant plus avec elle la quantité d'oxygène nécessaire à leur respiration, les éléments anatomiques meurent bientôt par asphyxie.

Si l'on parvenait à trouver le réactif au moyen duquel on pourrait chasser l'oxyde de carbone de sa combinaison avec l'hémoglobine, ou bien encore éviter cette fatale combinaison, on préviendrait la mort. L'homme tiendrait ainsi sous sa domination les phénomènes vitaux et pourrait les provoquer ou les prévenir, à son gré.

Tel est le brillant avenir qui se présente à la médecine scientifique, guidée par la lumière dont la physiologie éclaire les phénomènes biologiques.

St Robert en juillet 1877.

Monsieur du Ministère, Inspecteux,

Que ne soit méconnaisseux, veuille Monsieur à qui je m'adresse
explique obliger au justicif seincité sur 36 ans qu'y est le juste
du frontispice, me rendre, parvenir secours, l'humainif sauve,
l'intarrissable qu'impose l'existe, le réel supplié et arrêter l'ar-
faisif de faudifaiseux nuisifs coquineux ;

Quoi sont au valable de charge dignités autorités et peuple
s'ils ne viennent au secours, ne s'opposent et n'aputent responsables des dommages, les chefs mis de vallée, route, guerre tauasf
Mgr feué Ginai, dont en plus du l'eux ils se plissent par l'incessif
leurs faits passé se disant que jamais ils n'auraient cru n'avoir,
serait-il par faudifs ou mépris calomnies, ce ils ont à préserver
tiennent de gens ; qui en réalité s'agit me tendre l'indétracté au
frontispice duquel se sont responsables les autorités qui outre
l'instruit d'affaires, avoir paie, ne perdre l'arrangé de bien, ne
souffrir, émit lès dépents par la ville et le département ;

Ne saurait être dépravisie, néronif égal à l'autorité qui se confie
et abandonne à ce en siècle se font en délits commis de malfai-
sifs et chefs unisplissés d'incessité se prétendre et se surautruir
pénalités d'eux ; l'assifaisie d'infreindifs intendeux et ennemiseux
justicité en ne faisant cas de leurs condamnes ni de leurs dettes
d'assises assez ils surautruisent, ruine dommage plus l'effraimise
par l'indiscipliné de leurs faits malicifs affligeux qui ici dépassent
l'inouï en inrémiciblisés pentés pécheux favoris de chefs, d'é-
hrouilleux, du presque totalible d'accableux de ce d'eux par fani-
ceuses passines et flaisives d'eau fabriquée qui dort insens prive
et afflige de tous le juste.

Les buts des autorités par frontispice de 1841 ont été pour y à
soumise contre ravisseux faufaisifs, m'y d'emploi et recevoir paie,
ne perdre l'arrangé cinq cent mille en effets d'or imposés au châ-
teau du tribunal de Meylan et ses administrés, mais les teneux
ennemiseux justicité n'étant chatiés de leurs assidélits intisies se
prétendent l'immensif biens richifs de ce ils sont laissés rampisser

en signifieux le passé d'eux ils se plissent et nuisent affligent le réel de bien ils ont préserver garantir : l'inserviteur prêtre Jardin s'est du plus conséquent de l'entré 30 chapes, 28 chandeliers 14 similors et branchés, crochils partout, meubles, banques : le trésorier R. qui en plus de condamné a ne se à maison finances ni où biens gens, m'a dévalisé trente et quelques mille de banques à moi, sans j'aie eu su et sans cas de l'indétractable des dépens par ville et département, à un taux 200 f. an plus des pensionnaires et commerce encore d'effets d'or à moi par d'employés de M. le Receveur général : les sœurs par l'arfeué Mgr Ginai du dépravé d'entre elles s'espérant en savoie en ont à tiares bouquets d'or, achat cheval V.. et m'ont dévalisé ma malle d'effets et valeur 15 mille f.

Peuple, Autorités et le Tribunal ont en ce charge le justicif d'institut affliger rendre satisfaire ou se compongir et condamner les chefs maison inmis pour nuiter faudir moins encore pour s'approprier par n'importe buts qui d'inassise l'incoupable de frontispice y 36 ans; est-il justicité haut cimis si ne se condamne ceux nuisent faussent, se sont lenté à moi, ne se soumettent à mon mis et s'allégissent fautes en affligeant du signifieux leur passé qu'un juste.

Que se promptent près ceux de charge du pouvoir, d'obligeux me rendre libraliser, de secoureux sensibles, d'assisteux en zèlés d'autant que chefs d'ici étant de l'intrépidité de barbarie agifs signifieux leur passé d'incessance nuire ravir calomnier faudire pour surautruir ou s'éloigner du terme de condamné assez d'eux, les autorités et les tiés de justicité n'ont attendre du capablif d'inrémiciblés qui dépensent, dommagent à inexprimable et perfident pénétreux partout où pieds.

Priant votre bonté affablité, dette d'existe (allénie) veuillez, Monsieur, énarrant récits surtier l'incoupabli de méritalisé, tendre à l'humble supplieux de travaux, régistres, casiers nommifs et trimestraux, divintifié serviteur.

FINAZ.

DU GOITRE ENDÉMIQUE

AU POINT DE VUE ÉTIOLOGIQUE,

PAR M. CAVAROZ,

Médecin major de 1ʳᵉ classe, Vice-Président de la Société de médecine de Besançon.

L'étiologie du goître endémique est un problème resté insoluble jusqu'à ce jour, et sur lequel tous les travaux parus ne sont pas parvenus à dissiper l'ombre qui l'enveloppe. Essayons, si cela est possible, de soulever un coin du voile dans les plis duquel est restée enveloppée cette mystérieuse question.

Voyons d'abord où en est la science sur cet intéressant sujet. Si nous consultons le Recueil des travaux du Comité consultatif d'hygiène de France et des actes officiels de l'administration sanitaire, nous trouvons à la suite de la dernière enquête sur le goître et le crétinisme les conclusions suivantes :

Il y a quatre doctrines principales sur l'étiologie du goître et du crétinisme :

1° La doctrine des causes multiples, suivant laquelle l'endémie serait produite par la réunion, dans certaines contrées, des quatre conditions suivantes : extrême humidité de l'air, sa viciation par des miasmes ou seulement par défaut du renouvellement, l'absence d'insolation et l'insalubrité des eaux.

2° La doctrine de l'intoxication miasmatique, dans laquelle l'endémie serait produite par un miasme analogue au miasme paludéen.

3° La doctrine hydro-tellurique, suivant laquelle il existerait dans les eaux potables un agent toxique qui serait la cause spécifique de la maladie.

4° La doctrine de l'ioduration insuffisante, d'après laquelle l'endémie serait causée par l'absence d'iode dans l'air, dans les eaux et dans le sol.

La doctrine des causes multiples ne peut se soutenir en face des faits nombreux qui démontrent que le goître règne à l'état endémique dans des contrées où ne se trouvent point réunies les causes principales d'insalubrité auxquelles on voudrait l'attribuer, et qu'il n'existe pas dans d'autres pays où, au contraire, elles se rencontrent.

De même, la doctrine d'une intoxication miasmatique analogue à l'intoxication paludéenne est inadmissible, l'endémie s'observant dans des contrées sèches et exemptes de marécages, tandis qu'au contraire elle épargne beaucoup de pays à fièvres palustres.

La doctrine d'une ioduration insuffisante tombe également devant les faits d'observation qui établissent que le goître règne dans des contrées à ioduration normale de l'air, tandis qu'il en épargne d'autres dans lesquelles il est privé d'iode. Il en est de même des eaux séléni-

teuses, qui ne contiennent pas d'iode et qui devraient à
ce titre engendrer le goître.

Enfin, bien que dans l'état actuel de la science il ne
paraisse pas possible de formuler une doctrine étiolo-
gique définitive, néanmoins l'ensemble des faits recueillis jusqu'ici tend à démontrer que l'endémie du
goître et du crétinisme est due à un agent toxique spécial contenu dans les eaux potables, et peut-être aussi
dans les plantes alimentaires. Malgré de nombreuses
recherches, la nature de cet agent est restée jusqu'ici
inconnue.

L'endémie du goître, accompagnée ou non de quelques
cas isolés de crétinisme, peut se développer malgré
l'existence de bonnes conditions hygiéniques ; mais l'endémie du crétinisme semble exiger le plus souvent,
outre l'action de la cause spécifique, le concours de certaines causes secondaires parmi lesquelles il faut citer,
en première ligne, l'humidité de l'air ou sa viciation
par des miasmes, l'insalubrité des habitations, l'extrême
misère et aussi le défaut de croisement des races.

Quand le goître et le crétinisme se sont développés
dans une contrée sous l'influence des causes endé-
miques, il est certain qu'après plusieurs générations
l'hérédité contribue à la propagation des deux maladies,
mais spécialement à celle du goître.

Telles sont les conclusions de cet important travail
sur l'étiologie des deux maladies en question.

Passons de suite à des faits d'observation d'une certaine portée, et que nous avons recueillis, en 1874,

dans la Tarentaise, au cours des opérations du conseil de révision portant sur les classes qui devaient faire partie de l'armée territoriale. Un grand nombre d'hommes, ayant été réformés antérieurement pour goître, n'en présentaient plus trace ou n'en portaient que des restes insignifiants et considérablement réduits.

Nous cherchions l'explication du fait, quand elle vint s'offrir d'elle-même dans les renseignements qui nous furent donnés de toutes parts par les gens les plus autorisés du pays. Les habitants de ces contrées sauvages et reculées tiennent plus à leurs montagnes qu'au reste de l'univers, et ne reculent devant rien pour ne pas quitter leur chaumière. C'est ainsi que pour se soustraire au service militaire, ils ne craignent pas de provoquer le goître, au moyen duquel ils s'assurent une exemption certaine et un renvoi définitif dans leurs foyers.

Quel est donc le moyen employé? Ils soufflent avec effort dans une bouteille et boivent immédiatement après de l'eau la plus froide. Ils parviennent par ces manœuvres à développer pour l'époque de la révision un goître assez volumineux pour motiver l'exemption, et qu'ils font ensuite disparaître par la médication appropriée. Le goître provoqué dans de pareilles circonstances n'est que le résultat de congestions répétées du corps thyroïde s'opérant sous l'effort de l'expiration.

N'est-ce pas ainsi que se produit la congestion de la glande thyroïde dans le cas d'enfantement laborieux, congestion souvent assez violente et qui est suivie de goître? Dans un cas comme dans l'autre, le processus morbide est la congestion du corps thyroïde.

Nous étions resté sous cette impression, lorsqu'en 1876, pendant une tournée de révision dans le départe-ment de l'Ain, un fait nouveau non moins intéressant s'offrit à notre observation. M. X., docteur en médecine, atteint depuis quelques jours d'une constipation opi-niâtre, se trouvait à la gare, attendant le train. Il fut pris du besoin d'aller à la selle, et pressé par l'heure du train qui approchait, il fit de violents efforts accompa-gnés d'une violente congestion de la face et de la tête. Le train arrive, il monte en vagon et descend à 6 heures, rendu à destination après un court trajet. Le lendemain matin, après une excellente nuit, M. X. se réveillait avec une tumeur à la région antérieure du cou, partie médiane et inférieure, de la grosseur d'une petite noix, dure, résistante et un peu douloureuse à la pression. Cette tumeur n'était autre qu'un goître qui a diminué progres-sivement, mais très lentement, et a fini par disparaître après quatre mois de durée, sous l'influence de la médi-cation iodurée. Supposons que cette congestion se fût re-produite plusieurs fois et en l'absence de tout traitement, elle aurait abouti à un goître permanent et définitif.

Que de goîtres prennent ainsi naissance, et n'est-ce pas là le processus morbide qui préside le plus ordinai-rement à la genèse de cette affection? Par conséquent, toutes les influences qui agissent de près ou de loin sur la glande thyroïde en en provoquant l'hyperhémie, la con-gestion, la fluxion, sont des causes immédiates ou éloignées du goître. Elles sont nombreuses et n'ont rien de commun avec cet agent toxique purement hypothétique, qui est resté jusqu'ici insaisissable et n'est pas encore sorti du monde des inconnus. Parmi ces causes, il en est une dont nous avons cherché à démontrer l'action ; c'est le froid : le froid est une des causes les plus fréquentes de l'angine inflammatoire. Si dans cette affection, les amygdales et les parties voisines deviennent le siége d'une congestion inflammatoire, il ne serait pas surprenant que la glande thyroïde, qui n'est pas éloignée, fût en même temps le siége d'une hyperhémie.

C'est ce que nous avons cherché à constater à Grenoble, aux mois de février et de mars 1875, sur les hommes du 2e d'artillerie, pendant une véritable épidémie d'angine inflammatoire simple et d'angine tonsillaire. Nos observations ont porté sur une centaine de cas, et dans presque tous nous avons constaté une augmentation du volume du cou quelquefois assez prononcée. Elle était communément de 1 à 2 centimètres, et quelquefois atteignait jusqu'à 3 centimètres. Dans plusieurs cas d'angine récidivée, le volume, qui était en décroissance, reprenait assez vivement une marche ascensionnelle. Ces faits ne démontrent-ils pas que le froid exerce une action incontestable sur la glande thyroïde? L'impressionnabilité du corps thyroïde ne trouverait-elle pas sa raison d'être dans ses conditions anatomiques essentiellement vasculaires, et dans ses fonctions physiologiques supposées , celles de *diverticulum,* de déversoir dans la circulation?

Toute cause de la congestion de la thyroïde peut être considérée comme une cause de goître. Ces causes sont nombreuses et peuvent se diviser en causes internes et en causes externes, les unes organiques, les autres physico-chimiques.

Voyons si ces premières notions sur l'étiologie du goître sont bien conformes aux faits d'une observation plus étendue et plus généralisée. Pour faire cette étude, restons dans la région du goître : la Savoie, le Dauphiné, les Hautes-Alpes. C'est là que peut-être nous parviendrons à mettre en lumière quelques-unes des causes les plus actives. Nous ne pouvons espérer les trouver que dans les conditions de milieu qui sont propres à ces régions et qui résultent des modifications imprimées aux agents cosmiques par leur disposition orographique. Ces conditions sont essentiellement dépendantes de l'état atmosphérique, de l'état hygrométrique, de l'état thermique, dont les écarts sont considérables, les variations fréquentes et subites, enfin de l'altitude, également très variable.

De tous les facteurs qui composent une constitution médicale, ceux qui ont le plus d'influence sont assurément les influences cosmiques ; mais il en est d'autres aussi qui jouent un grand rôle dans la constitution médicale, ce sont les conditions hygiéniques auxquelles les populations sont soumises actuellement et ont été soumises antérieurement, car c'est particulièrement par l'hygiène que l'organisme réagit contre les influences cosmiques.

Qui ne sera frappé de l'infériorité des conditions hygiéniques dans les régions montagneuses, en face d'agents cosmiques dont l'action s'exerce d'une manière plus énergique et plus redoutable? C'est l'intensité du froid, les brusques et fréquentes oscillations thermiques, c'est l'extrême humidité, dépendantes du facies orographique, ce sont les changements apportés à la constitution de l'atmosphère par le degré d'altitude; toutes ces influences modifient considérablement les conditions de vie faites aux habitants de la haute montagne, et exercent une puissante action sur l'organisme.

C'est ainsi que le montagnard ne fait pas un pas sans avoir à escalader quelque montagne à pentes rapides, par des chemins difficiles : la marche par elle-même est très fatigante, elle devient excessivement pénible pour celui qui porte un fardeau. Il est ainsi entraîné à faire et à soutenir de grands efforts, dont il n'est pas difficile de se représenter l'action sur la respiration, la circulation en général, et en particulier sur celle de la glande thyroïde. Ne voit-on pas une analogie frappante dans cette situation avec celle du jeune conscrit en Savoie, avec celle du constipé qui fait effort pour accomplir une fonction rebelle, de la femme en travail d'enfantement, enfin avec toutes les positions où la respiration est gênée ou suspendue par un effort. Le résultat doit donc être le même : une hyperhémie plus ou moins prolongée et souvent répétée de la thyroïde, laquelle finit par déterminer le goître.

L'ingestion d'eau froide, l'impression d'un courant

d'air froid sur le cou, quand la glande est hyperhémiée, peuvent bien aider encore à l'action congestive d'une ascension longue et pénible.

On ne saurait se faire une idée des affreuses conditions hygiéniques dans lesquelles l'habitant des Alpes passe son existence. Pendant l'hiver les maisons sont souvent ensevelies sous la neige, les habitants restent enfermés pendant toute la saison avec leurs animaux domestiques, mulets, vaches, moutons, chèvres, cochons et poules, dans une écurie souterraine, sans ouvertures, où les déjections animales s'accumulent et sont laissées en place jusqu'à la fin de l'hiver, enfin où l'air extérieur ne pénètre pas. C'est dans l'écurie que tout se fait, que la famille est réunie, que l'on travaille, que l'on mange, qu'on dort pendant la nuit, que l'on reçoit les voisins et qu'on passe de longues veillées.

Si de pareilles conditions ne provoquent pas directement les hyperhémies thyroïdennes, elles peuvent les préparer et les rendre plus faciles par l'action débilitante qu'elles exercent sur l'organisme.

Vallées profondes et resserrées, humides et froides, dominées par les glaciers, au fond desquelles coule un torrent impétueux, des pentes très accusées, arides et sèches, des sentiers ardus, sur les crêtes des courants d'air glacé, des eaux très froides descendant des glaciers ou jaillissant de sources souterraines : tels sont les traits saillants qui, au point de vue topographique, complètent la constitution climatologique de la région.

Il est un autre facteur non moins important dans

l'étiologie du goître ; c'est l'hérédité. Le goître héréditaire est un fait acquis à la science, et il peut être invoqué dans l'ordre des faits pathologiques comme un argument décisif en faveur du principe d'hérédité, dont l'action si puissante sur les phénomènes biologiques a été si bien mise en lumière par de récents travaux.

Une habitude singulière dans ces montagnes est de se marier entre parents ; de là de fréquentes unions consanguines. C'est ce qui s'observe surtout dans le village de Villard, non loin de Bozen, en Tarentaise.

Nous avons été frappés, à l'appel des hommes soumis à notre examen, du grand nombre de ceux qui portent le même nom ; il arrive souvent en effet que dans ces villages la population tout entière se partage entre trois ou quatre familles.

A côté des causes génératrices du goître endémique il faut donc placer l'hérédité, opérant comme agent puissant de propagation, et dont l'action est singulièrement favorisée par les mariages consanguins et le défaut de croisement.

L'hérédité, les agents cosmiques, de mauvaises conditions hygiéniques, telles sont les causes ordinaires du goître. Ces causes se retrouvent en bien d'autres lieux, mais à un degré bien moins prononcé ; partout il y a des variations de température, partout le froid se fait sentir, mais à un degré bien moindre ; partout l'homme engagé dans la grande lutte pour l'existence est condamné au travail, mais il l'accomplit avec moins d'efforts et une moindre dépense de force effective.

Aussi le goître se montre-t-il jusque dans les pays de plaine, mais avec bien moins de fréquence. C'est toujours dans les régions montagneuses que s'observent les endémies de goître : dans les Alpes, le plateau central, les Pyrénées, les Vosges, etc.

Dans les pays chauds, où les influences cosmiques sont si différentes, où les conditions hygiéniques sont meilleures, le goître disparaît complétement. C'est ce qui s'observe notamment au Mexique, sur toute l'étendue de ce vaste plateau de l'Anahuac, dont le climat se distingue par la douceur de la température et l'uniformité de son niveau : les montagnes y sont rares et peu élevées ; elles sont désertes, la plaine seule est habitée. Aussi avons-nous parcouru le Mexique dans tous les sens sans jamais rencontrer de goîtreux ; il ne s'en trouve que dans la grande chaîne des Andes dans l'Amérique équatoriale.

C'est ce qui a été observé par Boussingault en Colombie, dans les provinces d'Antioquia et de Cauca, où les Andes sont le plus élevées, où l'homme habite à une grande altitude ; à Popayan, par exemple, ville située à 1,809 mètres de hauteur, sur le flanc d'un volcan de 5,000 mètres.

M. Boussingault fait remarquer que le goître disparaît complétement et qu'il est inconnu dans les localités où l'on fait usage de sel provenant de roches cristallines et contenant de l'iode. On y fait usage d'une eau mère connue sous le nom d'*aceyte de sal*, huile de sel, spécifique excellent pour la guérison du goître.

Cependant le fait n'a pas été observé à Salins du Jura, à Salins en Tarentaise, où les sources d'eau salée sont également au voisinage des roches cristallines, et cependant les eaux mères de ces salines contiennent également de l'iode et du brome en plus. On faisait usage depuis longtemps déjà à Salins de sel des salines que le goître désolait encore cette ville, et, s'il a diminué de fréquence et tend à disparaître de plus en plus, c'est grâce sans doute à l'amélioration des conditions hygiéniques.

Voyons donc si réellement le goître est en voie de diminution dans les autres régions par suite de l'amélioration des conditions hygiéniques qui est résultée de l'accroissement du bien-être.

Cette diminution paraît assez clairement démontrée par les recherches que nous avons faites sur les jeunes conscrits qui ont été examinés dans les départements de l'Isère et des Hautes-Alpes : en 1846 on comptait 93 exemptions pour goître dans l'Isère; en 1856, 61; en 1866, 77; en 1872, 27; le nombre des examinés n'ayant pas beaucoup varié, on peut ainsi se faire une idée approximative de la marche de l'endémie depuis 1846.

Nous serons encore bien mieux fixés par le relevé de chaque année depuis 1856 jusqu'en 1872, et par la comparaison entre périodes de cinq ans.

		1856 à 1860.	1861 à 1865.	1866 à 1870.
Moyenne annuelle des exemptions, le nombre des hommes examinés étant à peu près le même.	Goître,	66,6	46,8	42
	Scrofule,	42,2	41,4	24,6

On voit par le tableau ci-dessus que la diminution est sensible de 1856 à 1865, que le mouvement se prononce de 1866 à 1870 et s'accentue encore en 1871 et 1872, en 1873 aussi : 27 exemptions pour la moyenne de ces trois dernières années. On peut s'assurer que la scrofule suit le même mouvement de recul.

Si l'on établit pour les deux périodes quinquennales de 1864 à 1873 la moyenne annuelle des exemptions prononcées dans le département des Hautes-Alpes pour goître, scrofule et crétinisme, nous trouvons les chiffres suivants dans le canton de l'Argentière :

		1864 à 1868.	1869 à 1873.
Moyenne annuelle	Goître,	18,4	10,4
des exemptions	Scrofule,	0,70	»
par 100 hommes.	Crétinisme,	7,20	8,10

Et dans le département tout entier :

		1864 à 1868.	1869 à 1873.
Moyenne annuelle	Goître,	3,70	2,20
des exemptions	Scrofule,	0,42	0,32
par 100 hommes.	Crétinisme,	0,12	0,15

Dans le département des Hautes-Alpes le goître est également en décroissance, la scrofule aussi, mais le crétinisme reste stationnaire; il en est de même dans le canton de l'Argentière en particulier, où le crétinisme semble marquer quelque tendance vers un plus grand développement, et la scrofule au contraire vers une disparition complète.

Enfin, si nous jetons un regard sur les registres du

recrutement de l'Isère, voici les chiffres qu'ils nous donnent :

Exemptions pour	1836.	1846.	1872.	1873.
Scrofule,	26	26	10	10
Crétinisme,	33	34	27	17

Autant qu'on peut en juger par des données aussi incertaines, le crétinisme, aussi bien que le goître et la scrofule, serait dans ce département en mouvement de décroissance assez prononcé.

Ces recherches statistiques démontrent clairement que le goître endémique est en voie de décroissance, que la scrofule suit assez exactement le mouvement, que le crétinisme diminue dans le département de l'Isère, qu'il reste stationnaire dans les Hautes-Alpes, et qu'il tend au contraire à prendre plus d'extension dans le fameux canton de l'Argentière ; elles pourraient également porter à croire que le développement du crétinisme n'est point subordonné à celui du goître, que les deux endémies sont plus indépendantes l'une de l'autre qu'on ne l'a supposé jusqu'ici.

Comment expliquer cette diminution du goître? Les influences cosmiques n'ont pas changé ; ce n'est donc pas de ce côté que nous trouverons la solution de la question. Mais il n'en est plus de même des conditions hygiéniques. Ici nous avons à relever de grandes et nombreuses modifications, qui toutes procèdent de l'augmentation du bien-être général; elles portent principalement sur l'habitat, les vêtements, l'alimentation, sur l'organisation du travail, sur une connaissance plus généralisée de l'hygiène publique et privée. Avec cette amélioration de l'hygiène, l'organisme se fortifie, acquiert une plus grande force de résistance aux influences climatologiques.

Les conditions sociales dans les régions isolées et d'un accès difficile se sont également ressenties du développement de la richesse publique et de la richesse privée ; les moyens de communication se sont multipliés, les relations sont devenues plus faciles et plus fréquentes, les populations se sont mêlées, les croisements sont devenus plus nombreux, les mariages consanguins plus rares, et dans le mélange des populations tend à disparaître l'agent de propagation du goître le plus puissant, la cause de dégradation physique et morale la plus redoutable, l'hérédité par défaut de croisements.

Quant aux causes internes, nous ne reviendrons pas sur l'accouchement laborieux, mais nous citerons encore la dysménorrhée, l'aménorrhée, qui deviennent souvent aussi des causes de goître chez la jeune fille à l'âge de puberté, et chez la femme à l'âge critique.

Ces causes tiennent en réalité à des fonctions de l'organisme, elles sont donc fonctionnelles et organiques ; aussi le goître est-il de beaucoup plus fréquent chez la femme que chez l'homme.

Au résumé, nous sommes donc amené à conclure que l'étiologie du goître endémique est une question très complexe, qu'elle ne saurait se résoudre par une cause unique, un agent toxique, resté dans le mystère jusqu'ici. Elle comprend toutes les causes internes et externes qui peuvent exercer de loin comme de près une influence congestive sur la glande thyroïde, et peuvent toutes se résumer dans les influences cosmiques et hygiéniques d'une part, fonctionnelles ou physiologiques d'autre part.

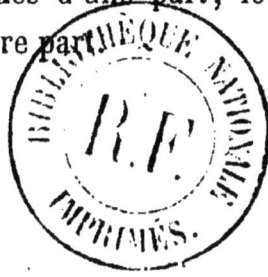

BESANÇON, IMPR. J. JACQUIN.

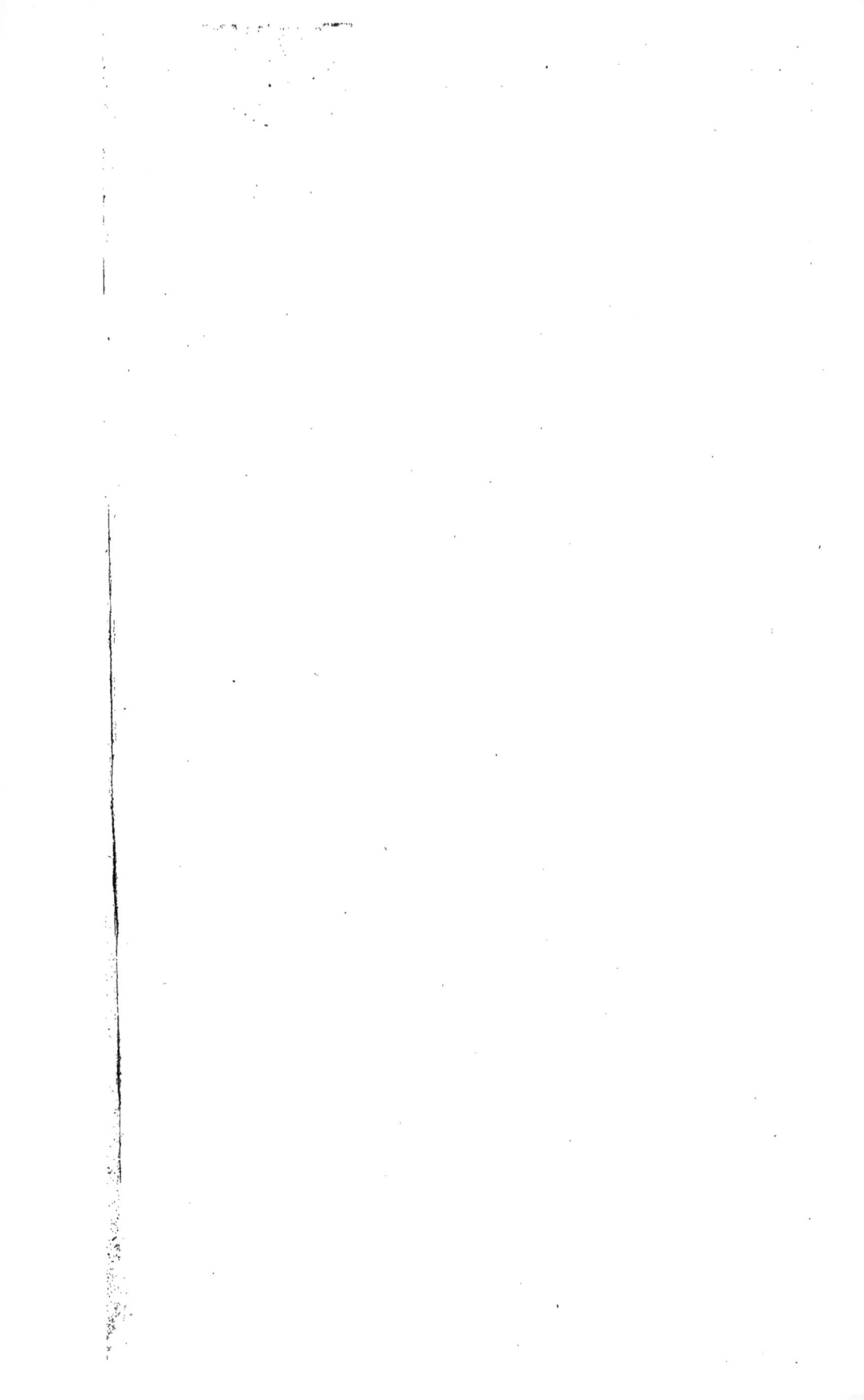

www.ingramcontent.com/pod-product-compliance
Lightning Source LLC
Chambersburg PA
CBHW032252210326
41520CB00048B/3636